AF586750

LETRE

DE M^R DE HAUTE-FEUILLE,

A MONSIEUR

BOURDELOT,

PREMIER MEDECIN

DE MADAME LA DUCHESSE

DE BOURGOGNE.

SUR LE MOYEN DE PERFECTIONNER L'OUYE:

AVEC

DEUX LETRES DE MONSIEUR PERRAULT
de l'Academie Royale des Siences,

Sur le même Sujet.

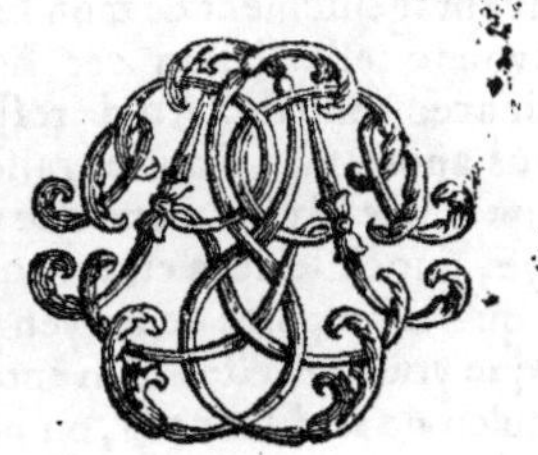

A PARIS.

MDCCII.

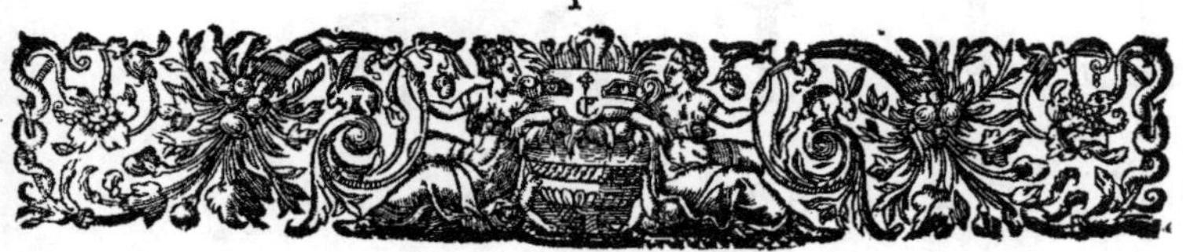

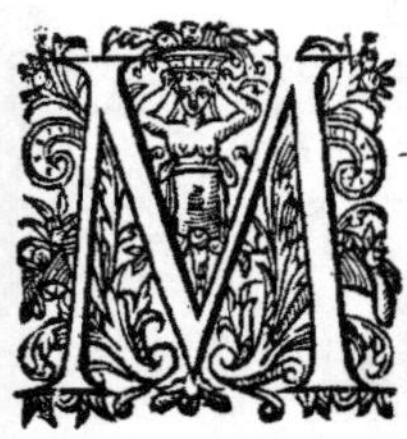

ONSIEUR,

Voilà les deux Letres de Monsieur Perrault que vous me demandez. La premiere a été écrite à l'ocasion du petit discours que j'ay mis à la fin de l'Art de respirer sous l'eau, que je luy avois envoyé. La seconde, est une réponse à celle que je luy avois faite à sa premiere.

MONSIEUR,

« Je ne trouve rien à corriger à l'Ecrit que vous m'avez communiqué, si ce n'est que vous parlez un peu trop avantageusement de mon Livre. J'aurois neantmoins souhaité de savoir quelle liaison cet Ecrit, qui est pour aider à l'Oüye, peut avoir avec celui de l'Art de respirer sous l'eau. Je voudrois encore que vous aportassiez d'autres raisons, de ne donner point au public la descriprion de l'Instrument que vous avez inventé pour perfectionner l'Oüye, que celle de la crainte qu'on ne vous dérobe cette Invention, puis qu'il n'y a point de moyen plus seur de l'empescher, que de publier que vous en estes l'Inventeur, en disant en quoy il consiste; parce qu'en ne le disant pas, on pourra croire que c'est vous mesme qui voulez dérober cette Invention à ceux qui la trouveront, en publiant seulement que vous l'avez desja trouvée. Je vous dirai encore, que les particularitez que vous ra-

» portez des effets de vôtre Machine, pourroient bien peut-estre don-
» ner lieu à deviner quelle elle est, ou du moins à croire, que ce n'est
» rien autre chose que ce qui a desja esté trouvé il y a long tems, qui est
» de faire entendre de fort loin les bruits qui causent quelque ébran-
» lement à la terre, l'Instrument faisant cet effet, ou parce qu'il entre
» dans la terre, ainsi qu'on fait en y fichant une epée, ou parce qu'il
» est tendu & capable de fremir aisément, ainsi qu'on en use en apro-
» chant l'oreille d'un Tambour posé sur terre. Car si vôtre Machine
» agit par un autre principe & qu'elle puisse augmenter la Sensation
» des bruits qui ne causent point de fremissement à la terre, mais qui
» selon mes principes n'emeuvent que les particules de la surface des
» corps, contre lesquels il se fait reflexion, vous avez trouvé une cho-
» se assez belle & assez considerable, pour ne pas differer davantage à
» la publier en l'estat qu'elle est. Je suis,

MONSIEUR,

Vôtre tres-humble & tres-
obeïssant Serviteur,
PERRAULT.

A Paris, ce 18. Juin 1680.

MONSIEUR,

» Ce n'est pas sans raison que vous êtes rebuté, de ce qu'estant capa-
» ble autant que vous l'estes de produire quelque chose d'excellent
» dans les Arts, vous n'y ayez point encore l'employ que vous vous estes
» proposé. Mais quelque juste que soit vôtre indignation & vôtre im-
» patience, elle ne doit point vous porter à la resolution que vous témoi-
» gnez d'avoir de renoncer à la Physique. Je pourrois vous dire beaucoup
» de choses pour vous en empêcher; mais, sans vous alleguer ni l'interest
» du public ni celuy des Siences, je vous puis dire que vôtre inclination
» s'y opposera assez, & que la colere qui vous fait parler, est comme un
» dépit amoureux, qui ne produit qu'une froideur apparente entre les
» amans. La Physique que vous aimez, vous a fait trop de faveurs, pour
» luy faire l'infidelité dont vous la menacez.

» Pour répondre aux autres articles de vôtre Letre, je vous diray, que
» je n'ay point compris qu'il fust necessaire d'estre couché contre terre,
» pour se servir d'une Machine, dont j'explique seulement le principe
» en general par l'exemple de l'Epée & du Tambour, dont je vous ay
» parlé; car je pouvois ajoûter celuy d'un corps résonnant pendu par des

rubans que l'on joint aux oreilles pour augmenter le bruit que ce corps résonnant excite estant frapé. Ces exemples n'estant que pour faire concevoir, comment une Machine appuyée sur la terre ou contre un mur, peut (en rendant sensibles les fremissemens que certains bruits causent à la terre, & à ce qui y estappuyé,) rendre aussi plus sensibles les bruits causez par ces fremissemens.

Que les Phénomenes de vôtre Machine, ainsi que vous me les avez expliquez, m'ont fait avoir cette pensée, parce qu'ils se reduisent à l'augmentation du bruit du marcher & du froissement des particules de la terre & du sable, causé par les pieds de ceux qui passent. Que le fremissement dont j'entens parler, n'est point une chose que je croye se rencontrer dans toutes les especes de bruit, mais seulement dans ceux qui sont causez par l'ébranlement de toutes les parties des corps qui font du bruit, ainsi qu'il arrive dans ceux qui résonnent comme des Timbres, & non dans ceux qui sont causez par l'ébranlement des seules particules, ainsi qu'il arrive dans tous les bruits, que j'appelle de Verberation, tels que sont ceux de la Voix, des Flûtes, &c.

Que bien que le bruit des Cloches, soit un bruit causé par le fremissement de toutes les parties de la Cloche, il pourroit n'estre pas rendu sensible par une Machine qui augmente & communique à l'oreille le fremissement, par la raison que si le froissement qui se fait par les pieds sur des pavez peut causer un fremissement à la terre, il ne s'ensuit pas que le fremissement des Cloches le fasse, les Cloches ne pouvant sonner si elles ne sont penduës de telle maniere, que leur fremissement ne puisse se communiquer à aucun autre corps qu'à l'air; & en effet, si tost que quelque chose touche à une Cloche par les endroits où elle fremit, elle cesse de sonner, l'endroit par où elle est pendue n'ayant que peu, ou point de fremissement.

Que si une Cloche ne fait point fremir une Corde, quoi que d'accord avec elle, cela arrive par le defaut de ressemblance, qui ne se trouve entre ces deux instrumens que dans le Ton.

Que pour bien faire l'experience dont vous parlez sur ce sujet, il faudroit la faire sur deux Timbres à l'Unisson, & je croy qu'elle réussiroit, ainsi qu'elle fait dans deux verres, lors qu'estant à demi pleins d'eau, il arrive que celuy qu'on fait sonner en le frottant sur le bord, cause un fremissement à l'autre quand il luy est accordé à l'Unisson.

Que ce que je vous ay écrit des pensées que j'ay de vôtre Machine, n'est point ni pour la vouloir deviner, ni pour vous persuader de declarer en quoi elle consiste, mais seulement pour vous expliquer la pensée que j'ay, que si elle est fondée sur un autre principe que sur celuy du fremissement causé par la contiguité des Corps, & que ce soit par exemple par la réunion de ce que les objets du bruit répandent dans

» l'air, de mesme que les Lunettes font leur effet par la réunion de ce
» que les objets de la vüe répandent dans le milieu de la vüe, ainsi que
» je l'ay expliqué au chapitre quatriéme de la premiere partie de la Me-
» chanique des Animaux, vôtre Invention, même en l'estat où elle est,
» est une des belles choses qui ayent esté produites dans nôtre Siecle.
» Je suis,

MONSIEUR,

Vôtre tres-humble & tres obeïssant Serviteur,
PERRAULT.

A Paris, ce 25. Juin 1680.

VOus voyez, Monsieur, l'estime que Mr Perrault fait de cette Invention, & j'ose vous assurer qu'elle est telle qu'il la demande, c'est à dire, qu'elle est fondée, non point sur le fremissement causé par la contiguité des cors, mais sur la réunion de ce que les objets qui caussent le Son repandent dans l'air, de la même maniere que les Lunetes d'aproche font leur efet par la réunion de ce que les objets lumineux repandent dans le milieu de la vüe.

Lorsque les Lunetes ont été trouvées, elles étoient tres-imparfaites, & vray-semblablement leur Inventeur n'a jamais pensé qu'elles viendroient à la perfection où elles sont aujourd'huy. Je vois clairement que mon Acoustique peut être perfectionné, & quoi qu'il me soit impossible de juger à quel point il le sera, je sai qu'il ne peut jamais arriver à la perfection des Lunetes d'aproche, non point par le defaut de l'Art, mais par l'oposition de la Nature, & à cause de la diference des milieux dans lesquels se font la lumiere & le bruit: de la même maniere que si l'air étoit naturelement rempli d'une certaine quantité de vapeurs & d'exhalaisons, quelques excellentes que fussent les Lunetes, elles ne feroient voir les objets que d'un tres-petit éloignement.

La Vision se fait par le mouvement d'une matiere subtile, & l'Oüye est produite par l'ébranlement des particules de l'air: il doit donc y avoir la même proportion entre la distance où se fait la Sensation, & celle qui se trouve entre la rareté & la densité de ces deux liquides, parce que le même degré de mouvement imprimé à l'un & à l'autre, doit aller plus vîte & continuer plus loin dans la matiere subtile, & il doit au contraire se ralentir & cesser plûtost dans l'air.

Je ne sçay point quelle est la proportion de l'air & de la matiere subtile, ni si quelque Philosophe a fait assez d'experiences pour la determiner.

Mais on ne peut douter que la rareté & la facilité à être ébranlée, ne ſoit beaucoup plus grande dans la matiere ſubtile que dans l'air, dont les parties flexibles s'opoſent au mouvement, & on peut, par la diferen-ce qui eſt entre ces deux milieux, conclure certainement qu'il doit y en avoir une ſemblable entre l'efet d'une Lunete d'aproche & celuy d'un Acouſtique, quelque parfait qu'on le puiſſe ſupoſer.

Les ignorans & les petits eſprits ne vont pas moins qu'à ſouhaiter dans un Acouſtique une perfection auſſi grande que celle des Lunetes d'a-proche, mais les veritables Philoſophes n'y demandent preſentement qu'une augmentation du bruit, produite par la réunion de ce que les objets qui le cauſent répandent dans le milieu de l'Oüye, & qui ſoit diferente de celle qui ſe fait par le moyen des Cornets, qui n'eſt point une réunion, quoi que des Savans modernes ayent pretendu qu'en fai-ſant ces Cornets de figure Parabolique, Hyperbolique ou Elliptique, ils ſeroient capables de réunir le Son dans un point, ce qui eſt abſolu-ment faux, par la raiſon que j'ay aportée dans le petit diſcours que j'ay mis à la fin de l'Art de reſpirer ſous l'eau, & par quelques autres que j'expliqueray lorſque je publieray cette Invention.

J'ay connu par les Experiences que j'ay faites, que certains bruits ſont fort augmentés, & qu'on les entend aſſez loin au delà du lieu où ils ceſſent d'être entendus. Mais cet Inſtrument étant groſſierement exe-cuté, & faiſant ſeul ces experiences, je n'ay pu conoître preciſément quelle en eſt la plus grande diſtance; elle ne va, autant que j'en ay pu juger, qu'au double, c'eſt à dire, que ſi le bruit ceſſoit d'être entendu à quarante pas à l'oreille ſimple, on l'entendroit encore diſtinctement à quatre-vint pas.

Vous direz ſans doute, Monſieur, que c'eſt bien peu de choſe, & vous avez raiſon, mais les Philoſophes pourront peut-être étendre un jour plus loin la Sphere d'activité de cet Inſtrument. J'ay penſé un moyen de lui faire faire quatre fois plus d'efet, non point en le doublant, & en l'apliquant aux deux oreilles, mais en luy donnant une figure par-ticuliere qui ne l'augmente que tres-peu de volume. Je l'ay executé moi-même, mais je n'ay pu luy faire produire parfaitement ſon effet, ni en faire des experiences exactes, parce qu'il m'auroit falu employer le ſe-cours d'une ou de pluſieurs perſonnes, & qu'elles auroient eu conoiſ-ſance de la fabrique de cet Inſtrument, ce que j'ay toûjours évité. C'eſt par cette même raiſon que je n'ay point fait faire trois ou quatre autres conſtructions diferentes de cet Acouſtique: J'ay trouvé des Artiſans curieux & dont l'eſprit eſtoit aſſez ſubtil, pour penetrer mes penſées, quelque précaution que je priſſe pour leur en ôter l'intelligence. Il y en a même eu, qui les ont contre-faites ſans ma participation, ce qui m'a obligé, afin d'éviter cet inconvenient, d'employer pluſieurs Artisans pour faire separément une seule & même Machine, dont je fais joindre ensuite les parties par un Ouvrier peu intelligent, ou bien je tâche de les unir moy-même ; mais lorsque la chose est trop dificile, je difere à executer mes Idées, & j'en ay plusieurs de cette maniere, sur des sujets importans & utiles, dont par cette raison je n'ay jamais fait aucun essay.

J'ay observé que mon Acoustique grossit la Voix, qu'elle frape l'Oreille avec violence & qu'elle fait une Sensation tres-forte, ce qui est une preuve assez évidente que les Sourds & ceux qui sont obligez de leur parler, en pouront tirer un soulagement considerable.

Je ne fais aucune dificulté de satisfaire les Curieux, qui veulent savoir sur les Oreilles de quels Animaux est fondée cette Invention. Je leur dis que l'Oreille du Lamantin ou Vache de mer, m'a fourni de tres belles Idées. Ce poisson, qui se trouve dans les Mers Equinoctiales de l'Amerique, a 15 ou 16 pieds de long, & 5 ou 6 de diametre, & si l'on en croit les Relations, il a l'Oüye fort subtile, & s'enfuit au moindre bruit que l'on fait, soit en parlant, soit en remuant l'eau fort doucement; cependant, il n'a point d'Oreilles exterieures, mais seulement deux petits trous dans lesquels le petit doigt auroit peine à entrer. Nos Basques qui vont aux glaces du Nord, disent que la Baleine, a l'Oüye fort bonne ; elle n'a point non plus d'Oreilles exterieures, & les trous par lesquels s'introduit le Son, peuvent à peine s'apercevoir, & dans quelques-unes ils sont éloignez de l'Oreille interieure de sét ou huit pieds au raport de Mr Perrault. L'Outarde au contraire, est un oiseau d'une mediocre grandeur, dont l'Oüye est commune & ordinaire, cependant il a les trous des Oreilles tres-grands & tres-ouverts, en sorte qu'on y pouroit facilement introduire le bout du doit.

La Nature est merveilleuse dans toutes ses productions, & elle ne fait rien inutilement. Si les Philosophes pouvoient découvrir l'Intention qu'elle a eüe dans la fabrique des Oreilles du Lamantin, de la Baleine & de l'Outarde, dont les ouvertures sont si disproportionées à la diferente grandeur de leurs cors, & à la subtilité de leur Oüye, ils sçauroient des choses admirables. J'ay souhaité plusieurs fois de conoître la construction de l'Oreille interieure de ces Animaux, & d'avoir les mêmes ocasions d'en faire la dissection, comme je les ay eües de dissequer celles du Sanglier, du Lievre & de la Taupe, qu'on croit être l'Animal qui entend le plus clair, & qui n'a cependant aucune aparence d'Oreille exterieure. J'ay tiré de ces dissections des consequences tres-belles & tres-curieuses pour expliquer la Sensation de l'Oüye.

Quelques Savans m'ont objecté, que si ce que j'ay dit étoit vray, que l'on pût entendre le bruit que fait une Mouche en marchant, il s'ensuivroit que (toutes choses proportionnées) on pouroit par le moyen de cet Instrument entendre d'une plus grande distance des bruits bien plus forts, & par consequent que son efet s'étendroit plus loin que celuy des Lunetes d'aproche. Je leur ay dit que cette objection étoit prematurée ; qu'ils devoient, avant que de la faire, avoir vû cette Machine; que c'étoit parler comme les aveugles des couleurs; qu'ils s'étoient trompez, en croyant que j'avois publié cet efet comme une chose rare & surprenante ; que j'en avois parlé seulement, pour marquer une proprieté particuliere & specifique de cet Instrument, en cas que quelqu'un en fit la découverte ; & qu'ils n'auroient point fait cette objection, s'ils avoient sceu, que pour entendre le bruit que fait une Moûche en marchant, elle doit être necessairement placée dans le foyer sonore de cet Acoustique, & que pour peu qu'elle en soit éloignée on ne l'entend point du tout; de la même maniere que la Voix n'est point grossie & ne s'étend pas plus loin qu'à l'ordinaire, si la bouche n'est apliquée immediatement à l'embouchoir d'une Trompete parlante ; & ce seroit une mauvaise objection à un homme qui n'auroit point conoissance de l'efet de ces Trompetes, de dire que s'il étoit vray que la Voix pût se faire entendre trois ou quatre fois plus loin, toutes sortes de Sons & de plus grands se feroient entendre à une tres-grande distance.

De même que les Lunetes d'aproche doivent s'alonger & s'acourcir selon les diferens éloignemens des objets, je ne say si cet Acoustique ne doit point être alongé & acourcy ; non pas selon les diverses distances des bruits, mais selon la diference des cors qui les produisent, ayant remarqué que le Son des Cloches & des Timbres, & quelques autres, ne sont point, ou tres-peu augmentés par cet Instrument, qui étoit d'une grandeur fixe. S'il exigeoit necessairement un changement continuel de conformation, selon la diference des Sons ou des Tons, comme nous voyons que les yeux en changent continuelement selon les diferens éloignemens des objets, ce seroit un obstacle à sa perfection. Cetteobservation des diferens bruits, qui font une diferente Sensation, m'a donné lieu de conjecturer qu'il pouroit y avoir dans l'organe de l'Oüye, des parties propres pour produire la Sensation de certains Sons, comme des Timbres & des Cloches, & qu'il y a d'autres parties destinées pour faire apercevoir les Sons de la Voix, des Instrumens, &c. Si cette pensée qui a quelque vraysemblance, pouvoit se verifier par plusieurs experiences, elle seroit une decouverte assez curieuse dans la Physique, & je ne desespere pas que cet Acoustique n'y puisse contribuer.

Il n'y a aucune partie dans l'Oeil dont l'usage ne soit conu. Il n'en est pas de même de l'Oreille : les Anatomistes modernes ont fait des descriptions assez exactes de toutes ses parties, mais ils n'ont presque point parlé, de leurs usages. Tous les Philosophes anciens & modernes se sont trompez dans la pluspart de ceux qu'ils leurs ont atribuez; ils ont cru, par exemple, que le Marteau, l'Enclume & l'Etrier étoient faits pour transmetre le Son plus parfaitement dans le Labyrinthe, où est cet air qu'Aristote appelle *implanté*, & qu'il a fait le principal agent de l'Oüye. La raison qu'il en aporte, est que ces Os sont les seuls qui ne sont point environnez de Perioste, qu'ils sont solides, durs, polis, secs, creux, suspendus, toutes qualitez qui rendent les cors tres-susceptibles du Son. La Nature est bien plus industrieuse dans la fabrique de ces Os, qu'elle auroit sans doute suprimez, si elle n'avoit eu intention que de transmettre le Son sur cet air *implanté*, qui n'a point, à mon avis, toutes les qualitez que les Anciens luy ont données. Ils devoient rendre raison du nombre de ces Os, & de leur figure, qui sont des choses tres-essentieles. Je feray voir l'Artifice, si j'ose dire, infiniment admirable de ces petits Os, quelle est leur fonction, & quelle part ils ont dans la Sensation de l'Oüye, par plusieurs experiences visibles, & par un efet qui paroît sensiblement dans un certain Instrument de Musique, & je l'appuiray du sentiment de quelques habiles Anatomistes modernes, qui en ont soupçonné quelque chose.

J'ose me flater que ce seul petit éclaircissement dans une matiere aussi obscure, & d'une aussi grande consequence dans la Physique, vous paroîtra & aux veritables Savans une production assez considerable, non-seulement par la chose même, mais parce qu'elle leur donnera ocasion d'aller plus loin, & peutêtre de découvrir à quoy servent les trois Canaux demi-circulaires, pourquoy deux de leurs embouchures sont jointes ensemble, & quelle est la proprieté de la Lame spirale, dont j'ay soupçonné un usage qui me paroît assez vray-semblable.

Je n'ay point aprehendé ce que Mr Perrault m'écrit dans sa premiere Lettre, *que les particularitez que je raporte des effets de cette Machine, pouroient bien donner lieu à deviner quelle elle est*. En effet personne ne l'a devinée depuis plus de vint-deux ans, & si ce Savant homme qui possedoit à fond cette matiere, & qui avoit un Genie inventif, ne la point trouvée, j'ay pu être en repos à l'égard de plusieurs autres, & je puis l'être encore à l'avenir, quoi que depuis ce tems là j'aye donné de plus grandes ouvertures pour la deviner, & que ce ne soit pas même une chose difficile, puisqu'elle ne consiste que dans l'aplication d'un principe qui est connu.

A l'égard de ce que Mr Perrault dit dans cette mesme Lettre, *qu'on pouroit croire que c'est moy qui veux dérober cette Invention à ceux qui la trouveront, en publiant seulement que je l'ay desja trouvée*; je n'ay consideré ces paroles, que comme un moyen pour m'exciter à la luy communiquer, ou à la

donner

donner au public. Je ſay que celuy qui publie le premier une découverte, en doit être eſtimé l'Inventeur & en recevoir toute la gloire. Si quelqu'un l'avoit donnée au public avant moy, je ne la luy aurois pas conteſtée, pourvû que ce n'ût point été de la même maniere que Mr Hughens a publié l'Invention des Pendules portatives, & comme certains Savans s'empreſſent de publier les penſées des autres, aprés les leur avoir entendu dire en converſation, dont il y a pluſieurs exemples. Je n'aurois pas même allegué cette maxime de Seneque : *Multùm ad inveniendum contulit, qui ſperavit poſſe reperiri*, à laquelle j'aurois pû ajouter, *qui aſſeveravit poſſe reperiri & reperiſſe* : mais inutilement, parce qu'il n'y a perſonne qui n'en puiſſe dire autant de quelque Invention que ce ſoit.

Il eſt dit dans l'Hiſtoire de la Societé Royale de Londres, à la Section 27. de la troiſiéme partie, que Mr Hook avoit entrepris de démontrer que le Goût, l'Atouchement, l'Odorat, & l'Oüye, peuvent être auſſi bien perfectionnez que la Vüe, dont je ne conviens point à l'égard des trois premiers : parce que la Senſation ſe fait dans la Vüe & dans l'Oüye par l'ébranlement d'une matiere qui eſt entre les objets & les organes de ces deux Sens, & qu'elle ſe fait par l'aplication immediate des objets ſur les organes du Goût, de l'Atouchement, & de l'Odorat ; & quoi qu'on ſente quelquefois les Odeurs de fort loin, ce ſont toujours les corpuſcules odorans qui s'apliquent immediatement ſur les nerfs olfactoires ; & comme leur réunion, quoi qu'il ſoit trés dificile de la produire, n'augmenteroit point la Senſation, je ſuis perſuadé que l'Art ne poûra jamais perfectionner ces trois Sens.

Mr Perrault & pluſieurs autres Savans ont cru qu'il étoit poſſible de perfectionner l'Oüye. Le Pere Cherubin d'Orleans Capucin, Auteur de la Dioptrique Oculaire, & le Perfectionnateur du Binocle, pour ne pas dire l'Inventeur, dont la qualité luy a été conteſtée par quelques Savans avec trop d'aigreur, & même avec un peu d'injuſtice, m'a aſſuré qu'il avoit trouvé le moyen de perfectionner l'Oüye, & qu'il en avoit fait l'Experience en preſence d'un des premiers Religieux de ſon Ordre, lequel avoit obſervé comme luy, qu'elle réuſſiſſoit en perfection ; mais que cette Invention étoit dangereuſe à la ſocieté civile, parce qu'elle donnoit lieu à découvrir les ſecrets les plus cachez ; qu'elle cauſeroit des trahiſons & des meurtres, dont il ſeroit la cauſe inocente ; que par cette raiſon, il ne la publieroit jamais, & que ſes Superieurs le luy avoient auſſi defendu. Je ne pûs être de ſon ſentiment, & je luy objectai que les Lunetes d'aproche avoient ce même inconvenient : Il me répondit ſeulement que l'on pouvoit ſe garentir de leur éfet par le moyen des rideaux, & qu'ils n'empêchoient pas celuy de ſon Acouſtique.

Mʳ Toinard qui ne doit pas vous être inconnu, m'a dit il y a plusieurs années, que ce Pere luy en avoit souvent parlé, & même qu'il luy avoit écrit sur ce sujet la Letre que voici.

MONSIEUR,

„ Je croy vous avoir dit le succés de l'Experience Acoustique que je fis „ dans nostre Convent d'Orleans en presence d'un de nos Generaux, » auquel je fis entendre, d'une distance d'environ 80 pas, tres-distincte- » ment, jusqu'à discerner les voix des particuliers dans une multitude » qui parloient ensemble; quoi que dans le milieu on ne les pût aucune- » ment entendre, car ils ne parloient qu'à voix basses; & neanmoins » l'on n'en perdoit pas une sillabe. La défense qu'il m'a faite d'en évul- » guer l'Invention, à cause des perilleux effets qui en pouroient resulter, » & qu'il n'y auroit plus de secret dans la societé des hommes, me la fait » retenir sous un silence perpetuel. Je suis de tout mon cœur,

Monsieur,

Vôtre tres-humble & tres-obeïssant
Serviteur en J. Christ,
F. CHERUBIN D'ORLEANS, Capucin I.

A Angers le 17. Février 1675.

Mʳ Toinard m'a encore assuré que ce Pere lui avoit dit depuis en conversation deux choses assez considerables; la premiere, qu'il s'étoit servi de cet Acoustique dans une grande division qui ariva entre les Capucins, il y a environ cinquante ans, laquelle fut appellée des *Claudions* & des *Yvetons*, du nom des deux Chefs, dont l'un étoit le Pere *Claude* de Bourge, & l'autre le Pere *Yve* de Nevers, & qu'il découvrit par le moyen de cet Instrument plusieurs secrets des *Claudions*, lorsqu'ils parloient ensemble, dont son parti, qui étoit celui des *Yvetons*, se servit avantageusement.

La seconde, que cet Acoustique étoit d'un volume assez grand, qu'il pouvoit néanmoins se cacher sous le manteau. Cela m'a donné lieu de penser qu'il n'est point fondé sur le même principe que le mien, & que le Pere Cherubin se servoit de deux grands Cornets, qu'il apliquoit aux deux Oreilles, lesquels augmentoient chacun un peu la Sensation, qui par ce moyen étoit renduë quatre fois plus forte, parce que les deux organes étoient ébranlez en même tems.

Mais suposé que cet habile Capucin ût trouvé cette Invention; il n'en partageroit point la gloire, avec celui qui la publieroit le premier, & elle seroit à son égard, comme s'il ne l'avoit point trouvée. Il n'en seroit pas de même, s'il avoit inseré dans quelqu'un de ses Ouvrages, des particularitez assez claires pour faire apercevoir qu'il en auroit û conoissance, il poûroit en ce cas y avoir quelque part. Il y a des exemples de Philosophes anciens & modernes qui ont publié des Inventions sous des discours Enigmatiques, dont on ne pouvoit d'abord penetrer le Sens, qui dans la suite est devenu évident, aprés qu'elles ont été trouvées. Mais l'honneur de l'Invention est toûjours atribué à celui qui la publie le premier.

Apparemment, Monsieur, vous n'avez pas le Scrupule du P. Cherubin, puisque vous m'avez pressé plusieurs fois, & que vous m'exhortez encore dans votre derniere Letre, de donner au public ce moyen de perfectionner l'Oüye, & vous ne croyez pas qu'il soit pernicieux au genre humain. J'ay trouvé une Invention de cette nature, dont le principe est fondé sur l'efet de la poudre à canon, & qui seroit utile au parti qui s'en serviroit le premier, mais étant connuë aussi tôt, & ne se pouvant cacher, elle deviendroit funeste à bien des hommes. Ce sont ces sortes de Découvertes qu'il ne faut jamais divulguer.

J'aprouve les raisons dont vous vous servez pour m'exhorter à publier cet Acoustique. Je say que les Inventions & les Découvertes n'apartienent point proprement aux Inventeurs, & qu'ils n'en sont que les Dispensateurs & les Ministres dont Dieu se sert pour les communiquer aux hommes. Mais Dieu n'a pas défendu aux uns d'en avoir de la reconoissance, ni aux autres de tirer quelque profit de leurs travaux & des dépenses qu'ils ont faites. Vous passez legerement sur cet article & sur les paroles que je vous ai citées de ce savant Philosophe Otto de Guerik, *Sed quid mihi inde gratiæ, si inventum illud, cujus experimenta magno meo sumptu feci, cuivis gratis communicarem?* Ne seroit-il pas juste que les Inventeurs profitassent des Découvertes qui leur ont coûté beaucoup de soins, de peines, & de dépenses? Le public y est même interessé, puisqu'ils employeroient ce profit à faire de nouvelles experiences, qui leur donneroient ocasion de trouver d'autres choses utiles, au lieu que ne retirant rien de leur travail, ils cessent de s'apliquer, ou bien ils laissent perir leurs Inventions, dont la perte est irreparable pour le public & pour la posterité. C'est-là l'origine & la veritable cause pourquoi les Arts & les Siences parviennent si lentement à leur perfection. Vous avez lû dans le second Journal de Trevoux de cette année, qu'un Philosophe à brûlé lui-même avant sa mort, sans qu'on en ait sçû la raison, le Traité qu'il avoit fait sur l'Arc-en-Ciel. Combien y a-t'il de Savans qui ont fait la même chose, lesquels n'en ont jamais parlé, & dont personne n'a été informé? Cette perte dans les Siences ſpeculatives, n'eſt pas à beaucoup prés ſi préjudiciable, que cele qui ſe fait dans les Arts & dans les Mechaniques, qui ſont infiniment plus utiles. J'ay conu un homme de probité, qui m'a dit avoir vû une Machine dont il ne put comprendre l'uſage, & qu'un Artiſan brûla en ſa preſence, parce qu'il ne pouvoit ſe la rendre utile, & qu'elle l'auroit été ſeulement à ceux de ſon mêtier qui avoient plus d'habitudes & de pratiques. Pluſieurs Savans m'ont raporté divers exemples d'Inventions tres utiles, qui ont été perduës de cette maniere : & on pouroit aſſurer, ſans crainte de ſe tromper, qu'il y en a encore un plus grand nombre dont perſonne n'a aucune conoiſſance.

Il n'en eſt pas de même des Inventions de Mechanique, que des Secrets qui ſe trouvent dans la Medecine, leſquels peuvent ſe cacher, & les Inventeurs peuvent s'en ſervir, ſans craindre que les autres les metent en pratique à leur inſçû. Les Secrets de Medecine ſe perdent rarement, parce que les Souverains ont intereſt de les acheter, pour en procurer la conoiſſance à leurs ſujets ; ou bien les Inventeurs, aprés en avoir beaucoup profité, les donnent gratuitement au public ; mais les Inventions des Mechaniques (ſi l'on en excepte tres-peu, qui conſiſtent dans une maniere d'executer qui ne ſe peut découvrir) periſſent ordinairement, parce qu'il eſt tres dificile aux Inventeurs de ſe les rendre lucratives ; & ſi quelques-unes viennent à la conoiſſance du public, c'eſt preſque toûjours au hazard qu'il en eſt redevable.

On pouroit remedier à ce deſordre, en établiſſant une COMPAGNIE DES NOUVELES DECOUVERTES, qui auroit ſoin de les faire valoir, d'en tirer tout le profit poſſible, & d'en donner le tiers ou la moitié aux Inventeurs : & le reſte feroit un fond qu'on employeroit à executer les Experiences des Inventions qui ſeroient propoſées. Un Savant, un Curieux, un pauvre Artiſan éloigné de Paris, ſans quiter ſa famille, ſans faire aucune dépenſe, ni s'engager dans l'embaras d'un Privilege, ſeroit aſſuré de tirer quelque profit de ce qu'il auroit trouvé pour la perfection des Arts, & pour l'utilité du public. Un Etranger même poûroit propoſer des Inventions, qui ſont en uſage chez lui, & inuſitées en France, où elles paſſeroient pour nouveles. Vous m'objecterez que les Inventeurs ſont rares, qu'il ne ſe trouve point aſſez de choſes noaveles pour un pareil établiſſement, ce qui eſt vrai dans l'état preſent ; mais on en verroit bien-tôt un grand nombre, ſi ce deſſein étoit bien executé, & les Arts parviendroient plutôt à leur perfection dans l'eſpace d'un Siecle, qu'ils ne feroient en deux mil ans.

Lorſque l'Hiſtoire des Arts paroîtra, elle donnera un grand plaiſir aux Curieux, & elle ſera utile à la poſterité pour empêcher que pluſieurs Inventions ne periſſent. Si les hommes ont été aſſez negligens pour laiſſer perdre celle de l'Ecarlatte, & les autres que Pancirole &

Salmuth son Commentateur, ont raporté dans le Livre intitulé *Vetera deperdita*; on peut croire qu'il en est peri un plus grand nombre de moins considerables, dont on n'a pu avoir conoissance.

Il seroit beaucoup plus utile de publier une Liste des choses qui manquent dans chaque Art, & qu'il seroit necessaire de trouver pour le metre dans sa perfection: cela donneroit lieu à plusieurs personnes de s'apliquer à les inventer. Quelquefois on cherche dans un Art ce qui est connu dans un autre. Comment perfectionner les Arts, si l'on ne sait point ce qui y manque? Il est impossible de trouver une chose dont on n'a aucune Idée. Mais qui fera ce dénombrement? Il faudroit pour cela que les Artisans fussent Philosophes, ou que les Philosophes fussent Artisans. Les Ouvriers quelques habiles qu'ils soient, ne s'atachent guere à cette recherche speculative, & les Savans n'aprofondissent pas assez la Pratique des Arts. Il y a même des choses dont les Ignorans peuvent s'aviser, desqueles les plus grands Esprits ne s'aviseroient point; ce qui fait voir que toutes sortes de persones peuvent, chacun à leur maniere, contribuer à la perfection des Arts.

Un Horlogeur me dît un jour, que ce lui étoit une assez grande incommodité que d'ôter ses Lunetes de dessus son nez & d'en remetre d'autres plus fortes, ou dont le foyer étoit une fois plus prés, lorsqu'il vouloit regarder des objets tres-petits, & que c'étoit même quelque perte de temps, parce que cela lui arrivoit souvent; qu'il seroit bien-aise d'avoir une seule & même Lunete composée de deux seuls Verres, avec laquelle, sans y toucher ni ôter de dessus le nez, il pût voir distinctement des deux yeux les objets grands & petits, peu ou beaucoup éclairez, & qui fît l'éfet de ses deux Lunetes. Cela m'a donné ocasion de chercher ce moyen, & j'ai fait faire une Lunete qui a toutes ces proprietez, de laquelle je me sers assez commodement depuis trois ou quatre ans: quoique ce ne soit qu'une bagatele, on poûroit la proposer aux Savans, comme un Problême de Dioptrique à resoudre, on en a proposé quelquefois de plus inutiles.

J'ay parlé de ce moyen de perfectionner l'Oüye dans l'*Explication de l'effet des Trompetes parlantes*, imprimée en 1673, & dans la *Pendule perpetuele*, imprimée en 1678. J'aurois pu le donner au public il y a long-tems; ce n'a point été un scrupule pareil à celui du P. Cherubin, qui m'en a empêché, mais l'affaire que j'ai eüe à l'ocasion du principe des Vibrations des Ressorts, pour la justesse des Horloges & des Montres, & la crainte d'un semblable évenement m'ont retenu. J'ay bien jugé, qu'en ne publiant point cet Acoustique, il ne me causeroit aucun procés, & que je n'aurois pas le chagrin de voir cette Découverte atribuée à un autre, comme il m'est arrivé dans la suite à plusieurs de celles que j'ay publiées.

C'eſt une choſe ſinguliere, & qui n'a peut-être point d'exemple, que preſque toutes les nouveles Inventions que j'ay données au public, quelques mediocres qu'elles ſoient, m'ont été enlevées par des Savans. Il y en a qui les ont produites ſous leur nom; d'autres ſe les ſont atribuées tacitement, ce qui a donné lieu aux Auteurs des Journaux de France & des Païs Etrangers de leur atribuer ces Inventions. Mr l'Abbé de la Roque, aprés avoir publié dans le Journal des Savans du 7. Aouſt 1679 le Niveau que j'ay inventé, dont le principe eſt tiré du Barometre double, qui le rend plus ſenſible & plus exact que tous les autres Niveaux, l'a mis une ſeconde fois ſous le nom d'un autre, dans le Journal du 20. May 1686.

J'ay propoſé en 1678, la Lunete racourcie par la reflexion des rayons ſur deux miroirs plans, & le Quart de Cercle qui marque les Degrez, les Minutes & les Secondes. Cependant le Journal des Savans du 27 Août 1696, a raporté une ſemblable Lunete ſous le nom de Mr L.... & le Quart de Cercle ſous le nom du P. dans le Journal du 169 .

Mr Comiers dans ſon Livre intitulé, *Traité de la Parole, Langues, & Ecritures, contenant la Steganographie impenetrable, ou l'Art d'Ecrire, & de parler de loin, &c.* imprimé à Liege en 1691, s'eſt aproprié le moyen de parler de loin que j'avois publié en 1679.

Mr Papin de Blois, Profeſſeur dans l'Univerſité de Marpourg, & membre de la Societé Royale de Londres, a fait, par ordre du Prince Charle, Landgrave de Heſſe, des Experiences en grand d'aller ſous l'eau, d'y reſpirer & d'y porter la lumiere, & celle d'élever l'eau par le moyen de la poudre à canon. Il a publié ces Experiences dans un petit Ouvrage intitulé, *Faſciculus diſſertationum de novis quibuſdam machinis atque aliis argumentis Philoſophicis. Marpurgi* 1695. Les Journaux Etrangers en ont parlé, comme êtant des Inventions de Mr Papin, quoi que je les ûſſe déja publiées, & que j'ûſſe propoſé la maniere d'élever l'eau avec la poudre à canon dez l'année 1678, & que le Journal des Savans du 15. de Septemb. de la même année en ût fait mention.

Ce qui m'eſt arrivé à l'égard de *l'Art de reſpirer ſous l'eau* a quelque choſe de particulier. J'en compoſay le Manuſcrit, & j'en fis graver la figure en 1678, à laquelle je mis une courte Explication, & ſufiſante pour être entenduë des habiles. Je communiquay ce Manuſcrit à Mr Perrault, & à quelques autres. J'en diferay l'impreſſion, parce que des Savans & quelques perſonnes de qualité m'avoient promis qu'ils en feroient faire des Experiences en grand. Je diſtribuay ces figures, & j'en donnay pluſieurs à Mr l'Abbé Bourdelot votre Oncle, qui en envoya aux Illuſtres qu'il conoiſſoit dans les païs étrangers : à la Reine de Suede qui étoit à Rome : à feu Monſieur le Prince, aprés duquel il m'avoit introduit, ce qui m'a procuré l'honneur de l'entretenir plusieurs fois & d'en recevoir quelques Lettres.

Etant à Orleans au mois de Septembre 1680, je fis imprimer ce petit Traité, & j'en distribuay les exemplaires à un grand nombre de Curieux. L'Auteur du Journal des Savans, dans les nouveautés de la quinzaine, du 17 Mars 1681, en parla de cette maniere: *L'Art de respirer sous l'eau, & le moyen d'entretenir pendant un temps considerable la flamme enfermée dans un petit lieu, par M. de Hautefeüille. C'est par le moyen de deux Machines dont nous parlerons bien-tost dans le Journal.*

L'Auteur du Journal de Medecine, dans celuy du mois de Juillet de la même année, en parla aussi en ces termes: *M. de Hautefeuille, qui a un Genie admirable pour les belles Inventions, expliqua n'aguere dans une de nos Conferences la Machine qu'il a inventée pour respirer sous l'eau. Nous donnerons bien-tost des remarques tres-particulieres sur ce qu'il en a écrit.* Mais ces deux Auteurs n'ont point tenu leur parole, dont je n'ay pas su la raison.

M^r^ l'Abbé de la Roque, dans le Journal du six Juillet 1682, y mit cet article: *Nouvelle Machine pour respirer sous l'eau, tirée du Livre recemment venu d'Italie,* de Motu Animalium, *composé par Alphonse Borelli.* Aprés y avoir fait l'éloge de cette Invention, raporté les grandes utilitez qu'on en peut tirer dans plusieurs ocasions, & remarqué, qu'il avoit parlé de la Cloche dans deux de ses Journaux de l'année 1678, il dit que *c'est au Savant Jean Alphonse Borelli que nous sommes redevables de cette Invention.* Il ne fit aucune mention de mon petit Ouvrage, quoi qu'il ût promis de donner bien-tôt l'explication des deux Machines qui en font le sujet. Bien des gens en furent choqués, & dîrent que la Nation y étoit en quelque maniere interessée. Je me plaignis à luy de cette injustice; il me répondit qu'il n'y avoit aucune part, & que cela s'étoit fait par l'entremise de certaines personnes qu'il ne voulut point me nommer.

J'ay depuis fait réflexion, que vray-semblablement la Reine de Suede, à qui M^r^ l'Abbé Bourdelot avoit envoyé en 1678, la figure de ma Machine pour respirer sous l'eau, l'avoit donnée à Mr Borelli, qui lui a dedié son Livre, dans lequel, traitant du Nager des Poissons, il avoit pris ocasion d'y parler de ce moyen, sans specifier qu'il en fût l'Inventeur; & il y a toute aparence que s'il l'avoit été, il n'auroit pas manqué de le dire expressément.

Je poûrois encore vous raporter quelques Inventions qui m'ont été enlevées, mais je ne vous en parleray point, non plus que d'une autre qui ne merite pas d'entrer en paralelle avec les Découvertes qui contribuent à la perfection des Siences & des Arts. Ce sont les Loteries, dont j'ay donné l'Idée, & enseigné la maniere de les diriger

& de les tirer promptement, exactement & fidelement, ce qui a donné lieu à la Loterie Royale, & engagé les Hôpitaux de plusieurs Villes de France & des pays étrangers d'en faire de semblables, lesquels y ont gagné, & y gagnent encore considerablement; cependant, vous savez que je n'ay pu obtenir la permission d'en faire de fort petites, qui auroient été agréables au public, & qui n'auroient été préjudiciables à persone.

Vous me diréz, Monsieur, que ces Savans qui ont publié les mêmes Inventions que moy, ont pu, chacun en particulier, les avoir trouvées, & qu'il y a des exemples, que diferentes persones, sans avoir eu aucune communication, ont fait les mêmes découvertes. J'en demeure d'acord, & il me seroit toujours fort glorieux de m'être rencontré avec des hommes aussi celebres, mais cela ne donne pas la même émulation de travailler, & n'excite point à publier ses pensées.

Vous me diréz encore qu'il y a plusieurs de ces Découvertes, qui selon mon aveu, sont d'une mediocre consideration, & qui ne réussissent point dans la pratique; que par cette raison, je dois peu m'inquiéter de les voir attribuer à d'autres. Je vous répondray ce que Mr de Roberval répondit dans un pareil cas. Il avoit proposé quelque chose de nouveau à l'Academie. Un autre Savant de ses Confreres pretendit avoir trouvé la même chose, & cela émut une grande contestation entre eux. Mr Carcavi, qui en étoit alors le President, tâcha de les acorder, & representa à Mr de Roberval que la chose dont il s'agissoit étoit de peu de valeur, & qu'il devoit par cette raison l'abandonner. Je vous feray, dit cet habile Mathematicien, la réponse que ce Maître fit à sa servante, dans la Comedie de Plaute, intitulée, *Aulularia : Araneas mihi ego illas servari volo.* Il est vray, que ce dont il s'agit est peu de chose, mais c'est à cause de cela même que je veux me le conserver : & Mr de Roberval ne voulut jamais se relâcher; tant il est vray que les Savans sont jaloux de leurs moindres Idées lorsqu'elles sont nouveles.

Si j'ay publié quelques Inventions qui sont purement speculatives, ce n'est pas que je n'en aye aperçu le foible. Les plus savans Philosophes en ont proposé de semblables, & pourvû que les pensées soient nouveles, elles doivent toujours être estimées, parce qu'elles donnent souvent ocasion d'en trouver d'autres plus parfaites. Il est tres-rare & tres dificile d'inventer des choses qui réussissent parfaitement. On a remarqué que Mr de Roberval, qui étoit, comme vous savez, un des plus grands Géometres de son tems, n'a trouvé aucune Invention considerable qui ait réussi dans la pratique; il proposa un jour à l'Academie une Machine qui fut executée par un Ouvrier dans toute

l'exactitude

l'exactitude possible; il l'aporta à l'Assemblée, mais elle ne produisit point l'efet pretendu. Ce savant Homme regardant de travers cette Machine, demeura quelque tems dans une profonde rêverie. M[r] l'Abbé Mariotte qui l'aperçut, le fit remarquer aux autres, en leur disant : Voyez Mr de Roberval, qui dit des injures à la Nature, de ce qu'elle ne veut pas s'acorder avec les loix de la Geometrie.

Il est fort indiferent au public, de qui il tient les nouveles Découvertes, pourvû qu'il en joüisse; mais les Inventeurs ont en vuë, lorsqu'ils les publient, d'en tirer l'honneur qu'ils croyent y être ataché : quoique ce ne soit, à proprement parler, que de la fumée, c'est souvent la plus solide recompense qu'ils en peuvent esperer, mais dont ils sont presque toujours frustrez, parce qu'ils ne manquent jamais de trouver des envieux & de mauvais Critiques qui leur enlevent ces Inventions, ou qui en diminuent la beauté, en passant sous silence ce qu'il y a de meilleur, en metant au grand jour les plus petits defauts qui s'y trouvent, & en s'efforçant d'y en faire paroître, quoi qu'il n'y en ait point.

J'ay éprouvé toutes ces choses plusieurs fois : & encore tout recemment Mr Bernard Auteur de la Republique des Letres, dans son Journal du mois de Juin dernier, en donnant l'extrait de la Balance Magnetique, dit à l'ocasion des deux Brokémetres que j'ay proposés, que je suis *d'assez bonne foy pour avertir ceux qui les examineront, qu'ils n'y trouveront rien de nouveau;* mais il est d'assez mauvaise foy pour avoir suprimé ces mots qui suivent immediatement, *qu'une combinaison & une aplication de deux Inventions connües depuis long-tems*, en quoi consiste l'essentiel & la principale beauté de ces Machines. Si l'Inventeur de la poudre à canon, avoit dit que ceux qui l'examineront, n'y trouveront rien de nouveau, parce qu'elle n'est qu'un mélange de Soufre, de Salpêtre & de Charbon, qui sont des matieres conües depuis le commencement du monde, ne seroit-ce pas une chose ridicule de raporter simplement, qu'il est d'assez bonne foy pour avertir ceux qui l'examineront qu'ils n'y trouveront rien de nouveau. Cette falsification est si indigne d'un honnête homme, particulierement d'un Journaliste, qui n'est que le simple raporteur des ouvrages d'autruy, & dont le devoir est d'exciter les Savans & les Curieux à la recherche des nouveles Découvertes, que je ne puis atribuer cet extrait à Mr Bernard; j'aime mieux croire qu'il luy a été envoyé de Paris, par quelque mal-intentionné, & aparemment peu honnête homme, puisqu'outre cette fausseté, la bonne foy passe chez luy pour un défaut.

J'ay méprisé toutes ces mauvaises Critiques, & je ne me suis point soucié que mes Découvertes fussent atribuées à d'autres; mais je vous avoüe sincerement, que certaines choses, dont je vous entretiendray une autre fois, ont beaucoup ralenti mon ardeur, & m'ont fait prendre plusieurs fois la resolution de ne plus rien publier, & particulierement ce moyen de perfectionner l'Oüye.

Lorsque j'auray fait executer cet Acoustique dans toute la perfection que je pretens luy donner, je vous le feray voir: vous jugerez de son éfet & de l'utilité qu'on en peut atendre: Comme il n'y a eü aucune objection à faire contre l'Invention des Lunetes d'aproche, il n'y aura aussi rien à dire contre cet Acoustique. Les Savans n'auront qu'à tâcher d'augmenter sa puissance, autant que la nature le poûra permetre, de varier sa fabrique, de le reduire à un petit volume; de le rendre commode & d'un usage facile; mais sur tout d'en faire un grand nombre d'Experiences diferentes, & d'en tirer des Inductions, pour conoître les veritables usages des parties interieures de l'Oreille, & la maniere dont chacune agit pour la Sensation de l'Oüye. Je suis avec bien du respect,

MONSIEUR,

Vôtre tres-humble & tres-obeissant Serviteur,
DE HAUTE-FEUILLE.

A Paris, ce 30. Août 1701.

www.ingramcontent.com/pod-product-compliance
Lightning Source LLC
LaVergne TN
LVHW052036160826
845678LV00003B/1382

* 9 7 8 2 3 2 9 6 2 1 1 4 2 *